AF589631

CONSULTATION

CONTRE LA LEGITIMITÉ

DES NAISSANCES

PRÉTENDUES TARDIVES.

Imprimée en 1764.

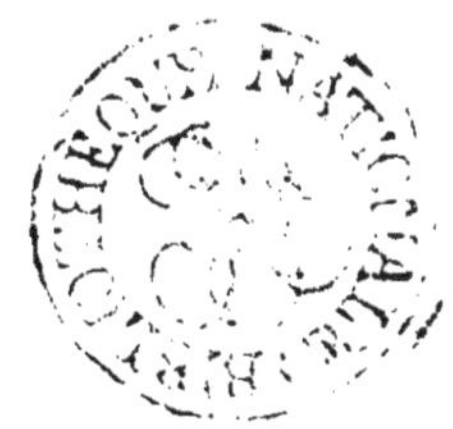

MÉMOIRE
A CONSULTER.

CHARLES étoit né le 15 Janvier 1687: il avoit 72 ans passés lorsqu'il épousa Renée, qui étoit âgée d'environ 30 ans, & dont il n'a point eu d'enfants pendant près de 4 ans que leur mariage a duré. Il tomba malade la nuit du 7 au 8 Octobre 1762; sa maladie commença par une fièvre, & une oppression violente, qui n'ont pas cessé jusqu'à sa mort. Du 7 au 8 Octob. 1762 à Commencement de la maladie.

L'oppression étoit si forte, qu'il fut toujours assis dans son lit, ne pouvant tenir dans une autre situation, & disant à ses gardes de ne pas le laisser dormir, dans la crainte où il étoit d'être suffoqué : il n'avoit pas la force de se mettre à genoux sur son lit pour le premier des besoins; on lui passoit avec peine le vase nécessaire aux malades les plus affoiblis; ses gardes ne le quittoient ni jour, ni nuit.

Il avoit un pied & une partie de la jambe gangrènés dès le 21 Octobre. Les Médecins 21 Octobre 1762.

& Chirurgiens opinèrent à l'amputation ; son état de foiblesse & de dissolution totale s'y opposa ; on considèra qu'il lui seroit impossible de soutenir cette opération, & qu'en la faisant on ne feroit qu'avancer sa fin par un tourment inutile.

Gangrène sèche & point accidentelle. Dès le 12 il sentit froid & douleur à cette jambe, mais ne la voulut montrer aux Médecins que le 21 ; ce jour on lui entailloit le pied avec un bistouri sans qu'il s'en apperçût. B. M. J. B. B. MM S.

Il fit un Testament, par lequel il pria un Magistrat, proche parent d'un de ses héritiers collatéraux, d'assister au partage qui seroit fait entr'eux de son argent & de son argenterie.

Preuve de la persuasion de ne point laisser d'héritiers directs.

Renée sa femme ne couchoit point dans sa chambre, & il n'eût pas été possible qu'elle y couchât ; cette chambre se ressentoit du genre de la maladie, on y respiroit une odeur insupportable, au point que le Médecin, le Chirurgien, l'Apoticaire & les Gardes étoient obligés de tenir très-souvent les fenêtres ouvertes.

17 Novembre 1762. Jour de la mort.

La gangrène, l'oppression & la fièvre ne cesserent pas de faire des progrès jusqu'au 17 Novembre qu'il mourut, environ les deux heures de l'après-midi, âgé de 76 ans.

Plus de trois mois & demi après sa mort, Renée sa veuve témoigna des doutes de grossesse, sans pourtant vouloir déclarer l'époque qu'elle entendoit donner à cette grossesse, & sans permettre qu'on la visitât.

Les héritiers collatéraux nommérent un Médecin & un Chirurgien pour être les surveillants de son état, lui rendre des visites & assister à l'accouchement, ſi aucun arrivoit.

Cet accouchement eſt arrivé en effet, mais n'eſt arrivé que le 3 Octobre 1763. Renée en reſſentit les premières douleurs le matin du 3 Octobre, & environ midi elle mît au monde un enfant mâle, bien conſtitué, dans l'état ordinaire d'un enfant de neuf mois.

3 Octobre 1763. Jour de l'accouchement. A 7 heures du matin les premières douleurs. Les grandes ne commencerent qu'à 11 heures. Cela eſt prouvé par le Procès-verbal.

Juſqu'à ce moment elle n'avoit eu aucunes douleurs qui annonçaſſent un accouchement : le ſien a été facile, & il n'y a aucun ſigne qui puiſſe faire préſumer que l'ordre de la nature ait été troublé ni retardé dans ſes opérations.

Or, à compter du 8 Octobre 1762, jour de la maladie de Charles, juſqu'au 3 Octobre 1753, jour de l'accouchemenr incluſivement, il y a un an moins quatre jours.

Il y a onze mois & demi depuis le 21 Octobre, jour que la gangrène ſe manifeſta.

Et, à compter du jour de la mort ſeulement, il y a dix mois dix-ſept jours ſans accident, ſans douleurs, ſans aucune circonſtance dont on puiſſe induire que la groſſeſſe a pu être naturellement d'une durée beaucoup plus longue que les groſſeſſes ordinaires.

Sur cet expoſé on demande ſi l'enfant de Renée doit être réputé l'enfant légitime de Charles ?

BOUVART, BELLOT, BORIE, MACMAHON, MACQUART, SOLIER.

CONSULTATION.

L'EXPOSÉ ci-joint, qui nous a été communiqué, porte que Charles, âgé de 72 ans passés, épousa Renée qui en avoit environ 30; que, pendant 4 ans qu'a duré leur mariage, elle n'a point eu d'enfants.

Que Charles, âgé de 76 ans, eut, la nuit du 7 au 8 Octobre 1762, une fièvre & une oppression violentes qui n'ont pas cessé jusqu'à sa mort. Qu'il ne pouvoit respirer que sur son séant; qu'il défendoit qu'on le laissât dormir, dans la crainte qu'il avoit d'être suffoqué; qu'il ne pouvoit se mettre sur les genoux, & que, pour qu'il pût satisfaire à ses besoins, on étoit obligé de lui passer le bassin, ce qu'on faisoit avec bien de la peine.

Que dès le 12, il sentit du froid & de la douleur à une jambe qu'il ne voulut montrer aux Médecins que le 21. Qu'alors le pied & la jambe étoient gangrènés; qu'on y fit des incisions sans qu'il le sentît; que les Médecins & les Chirurgiens opinèrent à l'amputation, mais que la foiblesse du malade ne permit pas de la faire.

Que la gangrène, l'oppression & la fièvre ne cesserent pas de faire du progrès jusqu'au

17 Novembre ; & que Charles mourut, ce même jour, vers deux heures après midi, âgé de 76 ans.

Que Renée sa veuve est accouchée le 3 Octobre 1763, vers midi, d'un enfant mâle, bien constitué, & dans l'état d'un enfant de neuf mois, ou, pour mieux dire, d'un enfant qui auroit été porté neuf mois. Ensorte qu'à compter les mois pour 30 jours chacun, il est venu au monde 320 jours, ou, ce qui est la même chose, 10 mois & 20 jours après la mort de Charles, laquelle avoit été immédiatement précèdée d'une maladie de 40 jours complets.

Sur cet Exposé l'on demande si l'enfant doit être réputé légitime ?

RÊPONSE.

Nous soussignés, Docteurs-Régents de la Faculté de Médecine en l'Université de Paris, qui avons fait fidèlement le précèdent Extrait du Mémoire qui nous a été présenté, & que nous avons ci-annèxé, signé, paraphé & muni d'un cachet, *ne varietur*, après une mûre délibèration, avons estimé que la solution de la Question proposée dépend de l'examen de trois points.

1°, La naissance du posthume, 10 mois 20 jours après la mort de Charles.

2°, Le grand âge de celui-ci considèré par rapport à la nature & la durée de la maladie dont est il mort.

3°, Les dispositions testamentaires & le partage de sa vaisselle d'argent qu'il a fait pendant sa maladie, la conduite qu'à tenu depuis sa mort sa veuve Renée, ses refus, ses tergiversations, l'ambiguité de ses réponses sur les demandes qui lui ont été faites relativement à son état, circonstances que nous n'avons point comprises dans notre Extrait, pour des raisons qui seront déduites à la fin de cette Consultation.

Avant de traiter le premier objet, il paroît naturel d'examiner les Autorités sur lesquelles Renée prétendra peut-être fonder sa défense.

On trouve d'abord un Arrêt de Grand'Chambre du Parlement de Paris, du 2 Août 1649, rapporté par Boutillier, en sa Somme Rurale, par lequel une fille née 11 mois entiers après le départ de son père prétendu, pour aller outre-mer, fut déclarée légitime.

On trouve encore un autre Arrêt cité par Dufresne, Journal des Audiences, tome I. pag. 545, ch. 46, par lequel une fille, née 10 mois 9 jours après l'absence du mari de sa mère, fut aussi déclarée légitime.

Bernard Valentin, dans ses Questions Medico-Legales, pag. 37 & suiv. rapporte qu'un Militaire Gentilhomme part le 24 Juillet pour la guerre, & laisse sa femme dans sa terre. Au mois de Juin suivant, celle-ci va trouver son mari, &, le 12 Juilllet, accouche d'un garçon. Le mari ne veut point reconnoître cet enfant, & refuse de lui nommer un parrain. Après que sa femme est accouchée, il veut cependant bien la recevoir dans son lit. La Faculté d'Ingolstad consultée sur ce cas, après avoir rapporté un grand nombre d'Autorités qui refusent la légitimité au part de 11 mois, l'accorde à celui de la femme de l'Officier qui a 12 mois & 8 jours. La décision est datée du 26 Février 1674.

Mais il est évident que Renée ne peut tirer aucun avantage ni des deux Arrêts, ni de la décision d'Ingolstad, puisque ces Autorités sont toutes dans une espèce qui ne peut souffrir aucune application à la sienne. Il ne s'agit point ici de posthumes, mais d'enfants venus au monde, *constante matrimonio*. Quelques distants que soient les époux l'un de l'autre, les Juges qui veillent toujours à la protection des pupilles, & à ne pas priver légèrement les enfants de leur état, supposent que les époux ont pu se rapprocher & se joindre : *Pater est quem nuptiæ demonstrant*. Pour ne pas risquer d'être injuste, la Loi devient indulgente. Mais il n'est pas douteux qu'elle ne reprenne sa sévèrité dans les occasions où l'impossibilité de la jonction des époux est constatée par des preuves bien démonstratives & bien juridiques.

Dans un Livre intitulé, Précis de la Médecine par M. Lieutaud, on lit, pag 677, *qu'un accouchement peut être prématuré : ou tardif, comme au dixième au douzième & même au seizième mois : ce dont il est très-important d'être prévenu*, ajoute l'Auteur. M. Lieutaud, sur ce fait, ne cite aucune Autorité; & quand il en citeroit, car il y a encore des opinions plus ridicules, on seroit très-dispensé de le croire. Il y a long-temps que ces opinions sont qualifiées d'erronées, de monstrüeuses, d'extravagantes, par les Médecins-Jurisconsultes les plus éclairés sur ces matières, comme cela sera prouvé plus bas.

On voit encore, dans la Médecine Critique d'Ammann, une décision de la Faculté de Leipsic, en faveur d'un posthume venu au monde un an & 13 jours après la mort du mari de sa mère. Mais il est très-vraisemblable que cette femme étoit une personne dont les Docteurs de Leipsic eurent la foiblesse de ménager ou de craindre la puissance. Ce qui le fait croire, c'est que leur décision porte un air de gêne & de contrainte qui décèle le motif de leur conduite politique. Telle est cette conclusion qui est datée du 4 Décembre 1638. *Non immeritò eum (partum) inter illos partus referimus qui rarissimè, & præter naturam accidunt.* En supposant cette décision juste, & en la prenant dans le sens le plus simple & le plus littéral, il faudroit bien se garder encore d'en faire une règle pour les cas approchants.

C'eſt préciſément parce que celui-ci ſeroit très-rare & contre l'ordre de la nature, qu'il ne pourroit être d'aucune Autorité dans la Juriſprudence. Admettre, comme règle, une telle déciſion, ce ſeroit établir un abus pour en aurorifer une infinité d'autres. Cette manière de décider a paru ſi étrange à Ammann, qu'à la pag. 286 & 287, il la critique aſſez ſévèrement, & ne manque pas de faire obſerver que cette même Faculté, ſi indulgente & ſi relâchée, avoit, 7 ans & demi auparavant, dans une autre déciſion que l'on trouve à la page 217, refuſé nettement & fermement la légitimité à un poſthume venu 10 mois & 9 jours ſeulement après la mort du mari de ſa mère. Voici le prononcé de la Déciſion qui eſt du 12 Avril 1630. *Haud dubitanter concludimus 309 dierum intercapedinem à legitimi partûs termino maximè diſtare, ac idcircò ad cenſum partuum legitimorum minimè admittendum eſſe.* Nous ne devons pas négliger de faire obſerver qu'ici il n'y a ni héſitation, ni molleſſe d'expreſſion, & que tous les termes ſont clairs, expreſſifs & ne laiſſent pas le nuage le plus léger. Le contraſte frappant que cette Déciſion forme avec la précèdente, ne prouve-t-il pas que l'une eſt l'ouvrage de la liberté & de la juſtice, pendant que l'autre eſt viſiblement celui de la crainte ou de la ſéduction ?

La ſeule Autorité dont Renée pourroit ſe

prévaloir, est l'Arrêt qui est rapporté par Dufresne, Journal des Audiences. Par. 1678 tom. 1. page 710.

Renée de Villeneuve, quoique venue au monde 11 mois presque révolus après la mort du mari de sa mère, arrivée la nuit du 2 au 3 Février 1624, fut déclarée légitime par Arrêt du 6 Septembre 1653. L'Arrétiste rapporte, dans le plus grand détail, les motifs qui portèrent les Juges à le prononcer. Ces motifs sont de deux ordres différents, les uns concernent la conduite politique & les bonnes mœurs de la veuve qui forment à la vérité des présomptions de sa sagesse, mais non pas, à beaucoup près, une démonstration. Ils sont du ressort de la Jurisprudence, & c'est aux Défenseurs des héritiers de Charles de faire voir qu'ils n'étoient pas suffisants pour balancer, & encore moins pour anéantir l'impossibilité d'un fait physique, qui, pour avoir été admis par un Arrêt, n'en étoit pas moins incompatible avec les loix de la nature.

Quant aux autres motifs, ils concernent la Physique, & consistent dans des Autorités & des raisonnements qui, réduits à leur valeur, ne pourroient être d'aucun poids, aujourd'hui sur-tout que la Physique & la Médecine sont beaucoup plus éclairées qu'elles n'étoient il y un siècle. Les Opinions & les Autorités de l'ancienne Physique, qui étoient encore alors admises par les Tribunaux en cette matière ; sont, à juste titre, devenues ridicules aux yeux des Physiciens modernes. Suivons donc pas à pas chaque article des motifs qui donnérent lieu à l'Arrêt dont il s'agit, & démontrons-en le peu de solidité.

Le premier est *que le jour de la Toussaint qui*, dit l'Arrétiste, *étoit le neuvième mois de la grossesse, Renée de Villeneuve avoit eu des douleurs pour accoucher, & que, si elle ne le fit pas alors, ce fut parce qu'il y eut des causes de retardement, soit de la part de l'enfant, comme la foiblesse de son sèxe, de la part de la mère, comme le chagrin qu'elle avoit eu de la mort de son mari, & de la part de celui-ci, comme son âge qui étoit de 62 ans lors de la conception de l'enfant.*

Ces douleurs, qu'eut Renée au prétendu neuvième mois de sa grossesse, ne pouvoient pas être des douleurs pour accoucher, puisqu'elle n'accoucha que deux mois après. Les douleurs pour accoucher sont accompagnées d'une dilatation de l'orifice de la matrice ; dilatation qui n'arrive jamais à une femme enceinte que l'accouchement ne suive : ou, s'il se trouve quelque cause qui l'empêche, il faut que, dans ce cas, en peu d'heures, ou au moins en peu de jours, la mère périsse avec son enfant. Ainsi les douleurs qu'eut Renée ne pouvoient être que de fausses douleurs, dont les exemples ne sont point rares dans les grosſeſſes un peu avancées. Elles durênt quelquefois pluſieurs ſemaines, ſans qu'il y ait aucune diſpoſition pour accoucher, puis elles ceſſent tout-à-fait, & l'accouchement ne ſe fait quelquefois que pluſieurs autres ſemaines par-delà.

Les cauſes allèguées du retardement de l'accouchement, ou, pour mieux dire, du prolongement de la groſſeſſe ; ſavoir, la foibleſſe du ſèxe de l'enfant, le chagrin de la mère, la vieilleſſe du père, ſont des cauſes abſolument imaginaires, & aujourd'hui reconnues généralement pour incapables de produire cet effet. On n'a jamais remarqué qu'une groſſeſſe pût être prolongée ſelon que l'enfant eſt fémelle, ou ſelon qu'il eſt plus foible. Des enfants engendrés par des vieillards viennent auſſi-tôt au monde que ceux qui le ſont par les jeunes gens les plus robuſtes; & le chagrin que peut avoir une femme enceinte peut ſi peu prolonger ſa groſſeſſe, que, ſouvent, lorſque ce chagrin fait une impreſſion bien vive, ou bien durable, l'accouchement eſt prématuré. En un mot, quelque affection de l'ame, quelque maladie du corps qu'ait une femme groſſe, ces cauſes tendent toujours à lui faire faire une fauſſe couche. Les Médecins & les Accoucheurs en ſont ſi perſuadés, qu'en pareil cas ils dirigent toujours leur plan de curation de manière à prévenir cet accident.

Les Juges ſe fondèrent encore, continue Dufresne, *sur ce qui leur fut allégué que la naissance des hommes n'a point de temps limité comme celle des animaux: les uns naissent à 7 mois, les autres à 10, à 11. A 12 mois, la naissance est encore possible.*

Mais pour garants de ces faits, on cite Aristote, Galien, Avicenne, Pline, Plutarque, Averrhoès, Albert le Grand ; & l'on fait marcher à leur suite Fontanus, Skenkius, les Riolans & Dulaurent.

Aujourd'hui les Tribunaux ne prendroient certainement pas, pour base de leurs Jugements, de pareilles Autorités. La nouvelle Physique a proscrit les erreurs de l'ancienne, ensorte qu'Aristote, qui peut encore être consulté & suivi sur la Poétique, n'est plus d'aucune Autorité sur les matières de Physique. L'on peut porter le même jugement sur les autres anciens ci-dessus nommés. Quant aux plus modernes, les Riolans, Fontanus, Dulaurent, Skenkius, ils ne vivoient pas encore dans un siècle assez éclairé, pour avoir secoüé le joug de l'ancienne Physique, & n'ont fait, sur le point dont il s'agit, qu'imiter la crédulité de leurs anciens Maîtres, & copier leurs erreurs. On en peut juger par Skenkius lui-même, dont Dufresne se contente d'allèguer l'Autorité, sans citer le passage dont il est question, & dont il est probable qu'il sentoit trop le ridicule pour l'exposer à la critique.

Voici donc ce que rapporte Skenkius au Livre quatrième de ses Observations ; savoir, qu'une femme, ayant senti des douleurs dans le neuvième mois d'une grossesse, mît, au dix-huitième mois, au monde, un enfant viable, & que le Parlement de Rouen fit inscrire ce fait sur ses Registres. Mais Skenkius ne le cite que d'après Bodin, *Théâtre de la nature, Liv. 3. p. 391.*

Une fable de cette espèce influa pourtant sur l'Arrêt rendu en faveur de Renée de Villeneuve & de son fils. Seroit-on bien venu aujourd'hui à demander la légitimité pour un posthume de 18 mois, sur le fondement d'une pareille Autorité ; & n'est-il pas révoltant qu'elle soit comptée parmi une foule de moyens aussi frivoles qui portérent les Juges à admettre un part de 11 mois ?

Les Jurisconsultes, poursuit l'Arrétiste, *n'ont suivi que l'avis des Médecins. Le Préteur Papyrius bonorum possessionem dedit partui 13 mensium.*

Il est certain que le Préteur Papyrius jugea comme il devoit juger, *secundùm allegata ;* mais il ne l'est pas moins qu'il fut induit en erreur par les Médecins qu'il commit ; & nous pouvons dire la même chose d'Adrien, puisque cet Empereur, sur le témoignage des Médecins & des Philosophes, déclara légitime un posthume né, dit-on, après 11 mois de grossesse. C'est une question, au reste, que de savoir si ce posthume avoit 11 mois révolus, & c'est aussi ce que nous aurons occasion d'examiner dans la suite.

Godefroi, sur la Novelle 39, rapporte que, dans sa Maison de Chappes, une veuve accouchée 19 mois après la mort de son mari, fit déclarer son enfant légitime, à cause de sa bonne réputation: comme si cette présomption pouvoit jamais autoriser la supposition extravagante d'une grossesse de 19 mois.

Dufresne ajoute que beaucoup d'anciens, qu'il ne nomme pas, *ont dit que, pour que le part fût parfait, il falloit qu'il eût 300 jours complets, qui font 10 mois & 5 jours, en les comptant alternativement de 29 & de 30 jours, comme dit Hippocrate & tous les anciens.*

Si cette assertion étoit vraie, on pourroit être sûr que, de tous les enfants qui naissent, il n'y en a pas un seul qui soit parfait, puisque le nombre de ceux qui anticipent de quelques jours seulement sur le dixième mois, est très-rare; &, qu'à parler dans la plus exacte vérité, il n'y en a aucun qui reste dans le ventre de sa mère jusqu'au dixième mois un peu avancé. D'un autre côté, si l'on admet ce que Dufresne fait dire aux Anciens; qu'il faut 300 jours au part pour être parfait, cela suppose que ces 300 jours, ou ces 10 mois, sont le plus long terme de la grossesse. Cela posé, les Anciens, dont on réclame l'autorité, ont donc dû penser qu'un part de 11 mois, ou ne pouvoit exister, ou qu'il étoit contre l'ordre de la nature, puisqu'il excède d'un mois entier le plus long terme de la grossesse qu'ils avoient eux-mêmes fixé à 10 mois. On leur fait donc dire en faveur de Renée de Villeneuve, ce qu'ils ont effectivement dit contre elle. Mais cet abus du sentiment des Anciens, n'est pas la seule chose qu'il y ait ici à reprendre. On cite aussi Hippocrate comme ayant dit avec eux que, pour que le part fût parfait, il falloit qu'il eût 300 jours; ce qu'il a été très-éloigné de dire, puisque, selon lui, le terme le plus long d'une grossesse est de 280 jours seulement; ce qui sera plus amplement démontré. Nous prouverons aussi que plusieurs anciens Médecins, ceux, par exemple, que consulta Papyrius, n'admettoient les grossesses prétendues prolongées au-delà du terme naturel, que faute d'avoir compris le sens d'Hippocrate; & par-là nous anéantirons ces opinions erronnées & monstrüeuses qu'ont adoptées quelques Médecins, &, d'après eux, quelques Tribunaux.

Parmi les Autorités qui déterminérent les Juges en faveur de Renée de Villeneuve, Dufresne cite encore celle qui suit.

Choppin, dit-il, *art.* 44 *de la Coutume d'Anjou, n°. 6, dit qu'une demande en retrait lignager, ayant été intentée au nom d'un enfant qui étoit dans le ventre de sa mère, elle lui fut adjugée, bien qu'il qu'il ne fût né que 11 mois après la demande.*

En supposant que la question ait été ainsi jugée, l'espèce étoit la même que celles que nous avons citées en premier lieu. L'enfant étoit venu *constante matrimonio*, ou du moins il y a toute apparence ; & par conséquent, pour les raisons ci-dessus exposées, ce cas ne pouvoit être favorable à Renée de Villeneuve, & ne peut non plus l'être à Renée veuve de Charles. En second lieu, les moyens dont l'Avocat se servit (c'étoit Choppin lui-même qui plaidoit) sont des Autorités, en partie les mêmes, & en partie plus déraisonnables encore que celles que nous venons de combattre. Troisièmement enfin, c'est que Dufresne, qui cite Choppin, le cite comme si l'affaire avoit été jugée en faveur de l'enfant. Mais, ce qu'il y a d'étrange, c'est que Choppin, à l'endroit cité, expose bien la question, les autorités & les moyens dont il se servit ; mais il ajoute que, sur la plaidoirie des Avocats, le Parlement appointa la cause, & ne dit pas un mot du jugement, qui, suivant toute apparence, ne fut point rendu : ce qui prouve que ni l'Avocat qui plaida pour Renée de Villeneuve, ni Dufresne, n'avoient lu Choppin, ou que s'ils l'avoient lu, ils lui avoient fait dire plus qu'il n'a dit, & qu'ils avoient supposé un Jugement qui n'existe point.

De toutes ces observations sur les motifs de

l'Arrêt en faveur de Renée de Villeneuve & de ſon fils, il réſulte deux conſéquences, l'une qu'il a été rendu ſur des raiſons qui n'ont aucun poids, & ſur des Autorités fauſſement allé-guées, l'autre que, puiſqu'il eſt l'ouvrage de la ſéduction la plus évidente, Renée veuve de Charles n'en peut tirer aucune utilité.

Après avoir détruit les fondements peu ſolides ſur leſquels celle-ci pouvoit élever ſa défenſe, préſentons maintenant les moyens déciſifs dont les héritiers de Charles peuvent appuyer la leur.

Loin d'admettre un part qui paſſe le milieu du onzième mois, le Droit des 12 Tables, & celui du Digeſte, n'admettoient pas celui qui venoit au monde le onzième mois commencé. La Loi 3 au § *poſt decem* 11 *ff. de ſuis & legit. hæred.* y eſt préciſe. Elle dit, *Poſt decem menſes mortis, natus non admittetur ad legitimam hæreditatem.* Ainſi il ſuffit qu'un part anticipe d'un jour ſur le onzième mois d'une groſſeſſe, pour qu'il ne ſoit pas légitime.

La Novelle 39, où il s'agit d'une veuve remariée, & qui eſt accouchée 11 mois entiers après la mort de ſon premier mari, s'exprime ainſi : *Nondum enim completo anno, undecimo menſe perfecto peperit, ut non eſſet poſſibile dicere quia de defuncto fuiſſet partus, neque enim in tantùm tempus conceptionis extenſum eſt.* Et au § 1 : *Undè ſancimus, ſi quid tale contigerit, ut ante luctûs tempus pepererit mulier, circa terminum anni, ut indubitatum ſit ſobolem non ex priori conſiſtere matrimonio.* Cette Loi déclare donc que l'enfant ne peut appartenir au premier mari, & regarde la choſe comme indubitable, *ut indubitatum ſit*, parce que, âjoute-t-elle, le temps d'une groſſeſſe ne peut pas durer 11 mois entiers, *neque enim in tantùm tempus conceptionis extenſum eſt.*

Si Renée, ſur ce qu'elle n'eſt accouchée que 10 mois & 20 jours après la mort de ſon mari, vouloit éluder l'application que l'on eſt en droit de faire, contre elle, de cette Loi, on lui répondroit qu'elle doit âjouter à ces 10 mois 20 jours, les 40 jours qu'a duré la maladie de ſon mari; & lorſque nous aurons démontré, comme nous le ferons dans la ſuite, que, pendant ces 40 jours, il a été abſolument inepte à la génération, au lieu de 10 mois 20 jours, ſa groſſeſſe ſera, de toute néceſſité, ſuppoſée d'un an entier, en comptant chaque mois pour 30 jours; ſuppoſition la plus révoltante & la plus incompatible avec les loix de la nature; ſuppoſition, en un mot, qui ne peut jamais être admiſe, parce qu'elle eſt abſolument impoſſible. Or, puiſque la Novelle rejette un part, par la raiſon qu'il a 11 mois révolus, que doit-on penſer qu'elle eût fait de celui à qui l'on ſeroit obligé d'en ſuppoſer 12?

Voyons maintenant ce qu'on doit penſer de

l'Edit d'Adrien cité par Dufresne comme un des moyens qui firent obtenir la légitimité au part de Renée de Villeneuve. Aulugelle Liv. 3 chap. 16, le rapporte en ces termes : *Fœminam bonis atque honestis moribus, non ambiguâ pudicitiâ, in undecimo mense post mariti mortem, peperisse; factumque esse negotium propter rationem temporis, quasi, marito mortuo, posteà concepisset; quoniam Decemviri, in decem mensibus gigni hominem, non in undecimo scripsissent. Sed divum Hadrianum, causâ cognitâ, decrevisse in undecimo quoque mense partum edi posse.* Ainsi le sens naturel est de dire que cette femme enfanta *in undecimo mense*, dans le onzième mois, & qu'on lui suscita un procès parce que les Décemvirs avoient statué, *in decem mensibus gigni hominem, non in undecimo.* Prenons garde qu'Aulugelle ne dit pas *in decimo mense gigni hominem*, de même qu'il dit *in undecimo peperisse*, mais qu'il se sert du nombre cardinal, *in decem menses*, & que c'est comme s'il disoit *intra decem menses*, dans l'espace de 10 mois révolus, espace fixé, par les Décemvirs, pour le plus long terme d'une grossesse. Ainsi, selon eux, la durée de la grossesse ne pouvoit pas s'étendre jusques dans le onzième mois. Il n'est pas douteux que si, par *in undecimo mense*, il falloit entendre le onzième mois révolu, Aulugelle, Auteur exact & de bon goût, n'auroit pas manqué de l'exprimer, & qu'au lieu de se servir, comme il a fait, du nombre ordinal, *in undecimo menſe poſt mariti mortem peperiſſe*, il n'eût pas manqué de dire, *undecim menſes poſt mariti mortem, peperiſſe*; ce qui formeroit alors un ſens tout-à-fait différent, & voudroit dire 11 mois complets après la mort de ſon mari. La répétition qu'Aulugelle fait encore du nombre ordinal à la fin de la phraſe, lève toute équivoque ſur notre interprétation. *Sed divum Hadrianum, cauſâ cognitâ, decreviſſe, in undecimo quoque menſe partum edi poſſe.* Adrien dit donc que le part en queſtion étoit encore admiſſible dans le onzième mois, c'eſt-à-dire, tout ſimplement paſſé le dixième. Obſervons auſſi qu'il accorde cet Edit, en dérogeant à la règle établie par les Décemvirs, & à titre de grace ou de faveur, en conſidération de la réputation de la mère. Mais, de la bonne réputation à la bonne conduite, il y auſſi loin que de l'apparence à la réalité, & la meilleure réputation n'eſt pas toujours une preuve de l'intégrité des mœurs. Enfin, ſi Adrien crut pouvoir s'écarter de la règle, pour admettre un poſthume né dans le onzième mois, ſe ſeroit-il permis la même indulgence pour celui à qui l'on ne peut ſe diſpenſer de ſuppoſer 12 mois ?

Replaçons maintenant Renée dans la ſuppoſition que ſa groſſeſſe n'a duré que 10 mois 20 jours : & voyons, à ce ſujet, ce que diſent les Médecins qui ont traité les queſtions Medico-

Legales *ex professo*, & qui sont les plus accrédités.

On ne peut rien voir de plus clair & de plus précis que ce que décide Bonaventure d'Urbin, édition de Francfort 1601, p. 374, col. 2e & 3e. Cet Auteur dit nettement que le part qui vient passé le commencement du onzième mois, est illégitime : *Qui post expletum decimum, & post initia undecimi profertur* ; &, plus bas, il âjoute : *Omninò speciei humanæ repugnare ut undecimo, vel duodecimo, partum edat : ut jam omninò contradictionem implicare certum sit edi partum undecimo, & esse naturalem, eò quod nunquam secundùm naturam esse possit quod propriè est præter naturam.*

La décision de la Faculté de Léipsic, dont nous avons dêja parlé, qui est du 2 Avril 1630, quoiqu'elle soit en contradiction avec celle du 4 Avril 1638, donnée par la même Faculté, porte, comme nous l'avons prouvé, un caractère de vérité & de franchise dont l'autre est entièrement dénuée, & par conséquent doit conserver toute son autenticité. Cette décision, qu'il est bon de répèter ici, porte que *le terme de 309 jours excède de beaucoup le terme d'une grossesse, & que par cette raison, le part venu à ce terme doit être exclus de la légitimité.* Ces 309 jours cependant, en comptant les mois pour 30 jours chacun, ne font que 10 mois 9 jours ; pendant que l'enfant de

Renée eſt de 10 mois 20 jours, en comptant de même les mois pour 30 jours.

Teichmeyer, Médecin du Duc de Saxe, de la Socièté des Curieux de la Nature, qui paroît donner dans le ſentiment de ceux qui admettent des parts de 11, de 12 mois, &c. dit, p. 62, de ſes Inſtitutions Medico-Legales : *Patet ex his jam allatis argumentis, partum undecimeſtrem & duodecimeſtrem, ex principiis Medicis, legitimum pronuntiari poſſe, certis poſitis circumſtantiis, quamvis Jus Civile ejuſmodi partum pro legitimo agnoſcere non velit.* Que l'on pèſe bien ces paroles, *ex principiis Medicis legitimum pronuntiari poſſe.* Cela veut dire que, ſuivant les principes, & pour parler plus clairement, ſuivant le ſyſtème & les hypothèſes de certains Médecins (car ce ſentiment ne peut être attribué qu'à un petit nombre) un part de 12 mois n'eſt point impoſſible. Mais ceux qui ont ainſi penſé ne ſe ſont déterminés que ſur les idées qu'ils ont priſes ſans fondement des cauſes qu'ils ont cru capables de prolonger le temps ordinaire de la groſſeſſe, & non point ſur des obſervations ſoigneuſement faites. Auſſi Teichmeyer ſe contente-t-il de dire, *ex principiis Medicis*, ſur le ſentiment des Médecins ; & encore, ajoute-t-il, *dans certaines circonſtances*, mais qu'il faut ſuppoſer tout au plus capables de donner, à des fables de cette nature, une ombre de vraiſemblance, dont Renée n'a pas ſeulement la ressource. Teichmeyer, au reste, se défie si fort du succès de son opinion, qu'il est forcé de convenir que les Tribunaux ne la veulent point admettre. Le sentiment de cet Auteur, si l'on considère nuement son assertion, est favorable à Renée, mais les restrictions qu'il y met décèlent sa défiance, & en font une Autorité des plus fortes que l'on puisse opposer à cette femme.

Paul Zacchia, Médecin très-célèbre, dans son temps, de l'Etat Ecclésiastique à Rome, & dont les décisions sont généralement adoptées par les Tribunaux, dans ses Questions Medico-Legales, impr. à Francfort en 1688, p. 73, ne laisse aucune équivoque sur la question présente. Après avoir rapporté toutes les opinions pour & contre, & les avoir mûrement pesées, il conclut ainsi :

Ex his autem quæ superiùs adduxi, jam eam conclusionem eliciamus, posse humanum partum paucos quosdam dies supra decimum mensem prorogari : acceptis etiam decem integris diebus, vix unquam illud fieri posse crediderim, rarissimè etiam & intra eosdem decem dies.

Cette décision est très-précise. Elle accorde quelques jours au-delà des 10 mois complets; & l'Auteur dit qu'à grand peine on peut en accorder 10, parce que ce cas est presque impossible, & qu'il arrive trés-rarement.

Joignons encore, à cette Autorité, celle

de Low Dersfeld, très-savant Docteur en Droit & en Médecine, Professeur à Prague, qui a fait un Traité complet de Questions Medico-Legales.

Il dit, pag. 21, in fine, § XLI : *Exempla partûs, post decimum (duo autem aut tres (dies) parum mutant) nos, ut plurimùm, portentosos, fabulosos & rarissimos, & falsissimos tenemus, proüt narratur contigisse partus* 13, 14, 15, 16, 17, 18. 19, 21 *mensium, &c.*

Ibid. pag. 23 in fine, § XLIII : *Potest ergo, secundùm nos (ex mente Hippocratis & Jurisconsultorum) humanus partus aliquando paucos quosdam dies supra decimum mensem integrum prorogari & differri. Dico paucos dies, id est, duos vel tres, vel summum quatuor, non autem decem dies, aut medium mensem. Tales enim partus & Medici & Jurisconsulti pro monstrosis, & non naturalibus nobiscum habent.*

Ce dernier Auteur est encore plus stricte & plus rigoureux que le précèdent, puisqu'il ne veut pas que la grossesse excède de plus de 3 ou 4 jours, le dixième mois révolu, qu'il n'admet pas même 10 jours, ni, à plus forte raison, 15, par-delà le dixième mois, ce qui décide bien nettement notre espèce.

Quoique tant d'Autorités réünies, & d'autres encore qui seroient superflües, ne laissent aucun nuage sur la question, il ne sera pas inutile de joindre ici le sentiment d'Hippocrate, ne fût-ce que pour faire juger de la bonne foi & de l'exactitude des Auteurs ci-dessus réfutés, qui lui font admettre des parts de 300 jours, ou, ce qui est la même chose, de 10 mois. Faisons voir aussi que, si quelques Médecins, & d'après eux, quelques Jurisconsultes, ont admis des parts de 11 mois complets (car nous ne parlons pas de ceux qui ont poussé l'extravagance au point d'en admettre de 12, 14, 20 & 24 mois entiers) ils n'ont commis cette erreur que faute d'avoir compris ce que dit Hippocrate. C'est ce qu'ont fait particulièrement les anciens Médecins qui l'ont suivi de près, &, à l'imitation de ces derniers, un certain nombre de modernes, ensorte que, d'Autorités en Autorités, des opinions erronées, avancées sur la foi de prédécesseurs peu attentifs à approfondir & à vérifier les faits, se sont multipliées & perpétuées jusqu'à nous.

Hippocrate étoit né avec un génie vaste & profond. Observateur aussi perçant qu'exact, il étoit moins empressé, comme ceux qui l'ont suivi, de faire parler la nature & de la diriger, que d'étudier son langage & de la suivre dans sa marche. Il se contentoit de l'avoir saisie, & rédigeoit, d'une manière nette & concise, ce qu'il avoit observé. Aussi est-il le seul de ses contemporains, & de ses plus prochains successeurs, dont les dogmes n'aient point vieilli, & soient encore suivis & respectés par les plus grands Médecins de notre siecle. On a lu, dans son Traité, ou plûtôt dans son Livre *de Octimestri partu*, qu'il parloit de parts de 10 & de 11 mois. Il n'en a pas fallu d'avantage pour faire dire, à ceux qui sont venus après lui, qu'une grossesse pouvoit durer 10 ou 11 mois complets, & qu'un posthume étoit légitime à ces deux termes. C'est delà probablement qu'ont pris naissance les opinions erronées de plusieurs Médecins, &, d'après elles, les Jugements vicieux de quelques Tribunaux. Mais Hippocrate bien entendu n'a jamais dit qu'il y eût des parts de 11 mois révolus, ni même de 10. Il dit positivement, & sans restriction, que le plus long terme d'une grossesse est de 280 jours, qui équivalent à 40 semaines, ou 9 mois 10 jours, à compter chaque mois pour 30 jours. Il a soin encore d'avertir que, selon lui, le part de 10 mois & celui de 11 n'ont que le même nombre de jours; savoir, 280 jours, ou 40 semaines, ce qui paroîtroit une une énigme à qui n'y feroit pas attention. Voici en quoi consiste toute la difficulté. Supposons qu'une femme conçoive le 15 Janvier; que l'on compte delà les 40 semaines suivantes, on arrivera au 15 Octobre, terme de l'accouchement, ce qui fait 280 jours, ou 9 mois de 30 jours & 10 jours de plus. L'enfant qui naîtra sera, suivant Hippocrate, un part de 10 mois, parce qu'il compte pour un mois entier les 15 ou 16 derniers jours de Janvier, & les 15 ou 16 premiers jours d'Octobre pour un autre mois, ce qui fait deux mois, à quoi âjoutant les 8 mois pleins compris entre ces deux fractions de mois, la somme totale sera 10 mois. Pour ce qu'il appelle le part de 11 mois, supposons que la femme soit enceinte du 28 ou 29 Janvier, & que l'on compte, comme ci-dessus, les 40 semaines suivantes, l'on arrivera au 5 ou 6 Novembre, terme de l'enfantement, ainsi l'on aura les 2 ou 3 derniers jours de Janvier comptés pour un mois, les 5 ou 6 premiers jours de Novembre comptés pour un autre mois, ce qui fait deux mois; plus les 9 mois pleins compris entre ces deux fractions de mois, ce qui fait 11 mois suivant Hippocrate. L'on voit donc clairement que le même nombre de jours, de semaines & de mois réels est commun à ce qu'Hippocrate appelle part de 10 & part de 11 mois.

La dénomination de part de 11 mois a donc pu tromper bien des successeurs d'Hippocrate qui, faute de l'examiner, ont cru qu'il admettoit des parts de 11 mois ou de 330 jours; pendant que le plus long terme qu'il admette n'est que de 280 jours; &, ce qu'il y a d'admirable, c'est que cette fixation est celle de la nature même, & que, malgré les variations de sentiments que l'on voit parmi ses successeurs, elle passe, parmi les Médccins les plus sages, pour la plus juste & la plus sûre que l'on ait faite.

On ne sauroit cependant blâmer ceux qui ont étendu la possibilité de la plus longue grossesse jusqu'à 10 mois révolus, & même quelques jours, comme les derniers Auteurs que nous avons cités. Il paroît qu'en se permettant ce relâchement, ils ont voulu n'avoir pas à se reprocher d'exposer trop légèrement une femme & un enfant à perdre, l'une sa réputation, & l'autre son état. Mais il est évident que, si quelques-uns poussent plus loin l'extension, jusqu'à 11 mois, par exemple, 12, 13, 14, &c. leur opinion devient monstrüeuse, & qu'elle ouvre la porte aux plus dangereux abus. On ne doit nullement admettre le systême de quelques Médecins adopté par le Brun; savoir, qu'il y a des causes qui peuvent prolonger la grossesse; que si la nature peut, en abrégeant de 2 mois le terme ordinaire de la grossesse, produire à 7 mois un part qui soit viable; elle peut, en le prolongeant d'autant, retarder de deux mois l'accouchement; parce qu'il y a la même distance de 7 mois à 9, que de 9 à 11.

De tels Principes sont de vraies chimères uniquement fondées sur la prévention de ceux qui ont bien voulu les adopter. Il est certain que le terme ordinaire, & presque toujours invariable de la grossesse, est celui qui a été établi par Hippocrate. Dès qu'un enfant eſt conçu, toutes les opérations de la nature tendent, ſans aucun relâche, à le développer, l'étendre & l'augmenter de volume. Cette augmentation parvenue à ſon comble détermine toujours l'accouchement; & l'on remarque, toutes les fois que l'on peut avoir la date préciſe de la conception, que l'accouchement arrive toujours dans le temps marqué ci-deſſus, ſouvent plutôt de quelques jours, même de quelques ſemaines, mais jamais plus tard. C'eſt ce qu'ont remarqué & remarquent encore tous les jours toutes les perſonnes capables d'obſerver attentivement & ſans préjugé.

D'ailleurs les cauſes auxquelles on attribüe les prétendus prolongements de groſſeſſes (telles que la foibleſſe ou l'âge avancé du père, la diſpoſition phtiſique du fétus ou de la mère, le flux des règles pendant la groſſeſſe, une maladie quelleconque, le chagrin de la mère, la multiplicité des fétus, ou telle autre cauſe que l'on puiſſe imaginer) il n'y en a pas une ſeule qui, loin de prolonger le terme de la groſſeſſe, ne contribue à le faire avancer. Sans vouloir développer ici la manière d'agir de toutes ces cauſes, ce qui ſeroit inutile, nous nous contenterons d'appeller de ce fait au témoignage de tous les Médecins & Accoucheurs éclairés & de bonne foi. Les ſeules cauſes qui puiſſent prolonger une groſſeſſe ſont celles qui mettent obſtacle à l'accouchement. Telles ſont, de la part de la mère, la mauvaiſe conformation des os pubis, de l'os ſacrum, des parties génitales, le deffaut de vigueur, &c. De la part de l'enfant, une mauvaiſe poſture, une mauvaiſe conformation, un trop gros volume, &c. Mais ces cauſes produiſent plutôt un retardement de l'accouchement, ou un obſtacle invincible à cette opération, qu'un prolongement de groſſeſſe ; puiſque, lorſque ces cauſes ne peuvent être ſurmontées ni par la nature, ni par le ſecours de l'art, il faut, de toute néceſſité, que la mère & l'enfant périſſent en peu de jours. On a vu cependant, dans ces ſortes de cas, l'enfant déchirer la matrice & s'épancher dans la capacité du ventre, y mourir, devenir ſquirrheux, & ſe conſerver ainſi pendant bien des années dans le ventre de ſa mere, pour y reſter juſqu'à la mort de celle-ci. Mais ce cas n'a aucun rapport avec le nôtre.

La nature, au reſte, eſt conſtante & invariable dans le temps qu'elle emploie à la réproduction de tous les êtres organiſés. La maturité des ſemences, dans les plantes, arrive toujours au même terme, à quelques jours près. Les animaux ſoit ovipares, ſoit vivipares, reſtent renfermés dans leur matrice, le même nombre de mois ou de jours, chacun ſelon leur eſpèce, à de très-petites différences près ; & l'on obſerve que cette loi, faite pour ces claſſes d'êtres organiſés, eſt auſſi conſtante pour les hommes. On a des obſervations bien préciſes ſur le temps qu'un animal, principalement parmi les beſtiaux, reſte dans le ventre de ſa mère; parce que, comme on réduit, pour ainſi dire, en méthode leur multiplication, on a toujours la connoiſſance exacte du temps de leur copulation, & par-là l'on ſe trouve en état d'obſerver que, ſelon chaque eſpèce, la durée du séjour de l'embrion dans le ventre de la mère eſt invariable, à un très-petit nombre de jours près. Lorſque, dans l'eſpèce humaine, on peut avoir auſſi la même certitude ſur le moment de l'imprégnation, on obſerve que la durée de la groſſeſſe eſt de 9 mois ou quelques jours de plus, mais, le plus ſouvent, moindre que 9 mois, & cela à raiſon des cauſes nombreuſes qui, comme il eſt dit ci-deſſus, peuvent avancer l'accouchement. Il eſt vrai que, comme la jonction des ſèxes ſe répète communément en tout temps, en toute ſaiſon, il réſulte delà une confuſion qui ne permet pas toujours de ſavoir le moment de l'imprégnation. Ajoutons que cette difficulté eſt encore beaucoup augmentée par l'incertitude des ſignes de la groſſeſſe. Ces ſignes ſont principalement la ſuſpenſion de l'évacüation menſtrüelle, le dégoût, les nauſées, le vomiſſement, l'appétit dépravé, le gonflement du ſein, l'augmentation de volume du ventre, le mouvement qui ſe ſent dans cette cavité. Or il n'eſt point rare de voir arriver

ver successivement tous ces symptômes à une femme qui n'est point grosse, quoiqu'elle se soit bien des fois exposée à le devenir, de les voir arriver, disons-nous, par l'effet d'une suspension de règles, &c, après 10 ou 12 mois de durée & même davantage, de les voir disparoître tout-à-coup par le retour de l'évacuation menstrüelle, ou par une perte de sang. Qu'une femme donc, après une suspension de quelques mois, devienne grosse (car rien n'empêche qu'elle ne puisse le devenir) elle datera sa grossesse du temps de la suppression, & attendra, à 9 mois delà, son accouchement qui n'arrivera que plusieurs mois après ce terme. Elle croira, par conséquent, avoir porté son enfant plusieurs mois par-delà le terme ordinaire. Ce ne sont pas les femmes seulement qui tombent dans cette erreur pour leur propre compte; des Sages-Femmes, des Accoucheurs, des Médecins même qui les examinent y tombent aussi. Joignons à cela que, s'il se trouve des femmes qui se trompent de bonne foi sur ce point, il y en a beaucoup d'autres qui trompent, parce qu'elles ont intérêt de tromper. Il est donc évident que ce qui a donné lieu aux opinions qui admettent des parts de 11, de 12, 13, 14 mois & au-delà, ce sont l'incertitude du moment de l'imprégnation, celle des signes de la grossesse, & la dissimulation des femmes qui se trouvent intéressées à en cacher la date. Toutes les fois que de pareils cas feront vus par des Médecins ou des Accoucheurs trop peu éclairés pour favoir douter ou foupçonner,les prodiges fe multiplieront à l'infini, & l'on fera faire à la nature mille écarts dont elle n'eft nullement capable.

S'il étoit poffible qu'il y eût des parts de 11 & de 12 mois, on devroit convenir, comme en conviennent tous ceux qui les ont adoptés, que ce feroit au moins une chofe exceffivement rare, & tout-à-fait monftrüeufe ; &, fi l'on les admettoit en Jurifprudence, ce feroit prendre l'exception pour la règle, & par conféquent multiplier les occafions des abus les plus contraires à l'honneur des familles & à l'ordre des fucceffions.

Après tout ce qui vient d'être dit, on doit penfer que les Loix Romaines, les Auteurs les plus plus eftimés des Queftions Medico-Legales, &, fur leur témoignage, les différents Tribunaux qui n'ont pas été féduits par de fauffes Autorités, n'ont pas jugé trop févèrement, en étendant jufqu'à 10 mois quelques jours le plus long terme de la groffeffe reftraint par Hippocrate, le Prince de la Médecine, à 9 mois 10 jours feulement. On fent affez que la crainte fcrupuleufe de tomber dans une erreur préjudiciable à l'honneur des mères & à l'état des enfants, les a portés à étendre l'indulgence bien au-delà des bornes prefcrites par la nature. Mais ils n'ont pas douté qu'un relâchement plus confidérable les auroit fait tomber dans un excès bien plus général & plus dangéreux que celui qu'ils fe font propofé d'éviter.

Toutes ces raifons feroient bien fuffifantes pour exclure le part de 10 mois 20 jours dont eft queftion, que, jufqu'à préfent, nous avons fuppofé conçu du jour de la mort de Charles ; & tout concourt à lui faire refufer la légitimité.

Mais les moyens de ce refus ne fe bornent pas à ceux qui viennent d'être difcutés. Ceux qui roulent fur le fecond objet augmentent infiniment la force des premiers, enforte que, lorfqu'ils auront été expofés, il ne reftera pas, nous ne dirons pas la moindre raifon, mais le plus léger prétexte d'héfiter.

On fe rappelle que Charles avoit 72 ans lorfqu'il fe maria, & que, la nuit du 7 au 8 Octobre 1762, il tomba malade de la maladie dont il eft mort, fans que, depuis fon mariage, jufqu'au jour de fa maladie, ce qui fait environ 4 ans, fa femme ait eu aucune apparence de groffeffe.

Pour découvrir fi ce vieillard a pu être le père de l'enfant, confidérons-le d'abord fimplement par rapport à fon âge, en faifant abftraction des autres circonftances, & voyons ce qui fe paffe en général dans la nature humaine, relativement à la faculté prolifique.

De toutes les facultés de l'homme, il eſt certain que celle-là s'acquiert la dernière & ſe perd la première. Elle commence à l'âge de puberté, c'eſt-à-dire, de 13 à 15 ans; elle va croiſſant juſqu'à celui de 35, ſe ſoutient à peu-près dans ſa vigueur juſqu'à 40 ans tout au plus, après quoi elle décline très-conſidérablement juſqu'à 50. De 50 à 60, la diminution eſt encore beaucoup plus forte, & dans une proportion bien plus grande de 60 à 70, de manière qu'à cet âge, ſur 1000 hommes, à peine s'en trouve-t-il un ſeul qui ſoit ce que l'on peut appeller puiſſant. Que dirons-nous de 76, où commence la décrépitude; & que doit devenir alors la moins durable de nos facultés, puiſque les plus vivaces ſont dêja preſque éteintes? Renée dira-t-elle qu'il y a des exceptions à cette règle générale; & que l'on a vu des octogénaires & même auſſi des hommes de 100 ans, être habiles à la génération? Mais des hiſtoires rapportées, dans ce genre, ſans aucune autenticité, peuvent-elles jamais établir une preuve légale? Qui aſſurera que, ſur de tels contes, l'amour-propre d'un vieillard ne ſe trouvera pas de concert avec l'infidèlité de ſa femme, pour donner une apparence de réalité à une chimère? Il n'eſt pas inoui qu'un vieillard décrépit, à qui ſa jeune épouſe défère les honneurs d'une paternité qu'il ſait n'avoir pas mérités, les accepte volontiers par la vanité ſeule de paſſer encore pour homme, ou dans la vüe ambitieuſe de perpétuer ſon nom, ou dans la crainte de laiſſer ſa fortune à des collatéraux qu'il déteſte, ou bien enfin par un effet tout ſimple de l'imbécillité où ſon âge le réduit. Mais nous voulons que Charles fût un de ces hommes très-rares, en faveur deſquels la nature fait peut-être des exceptions. S'il étoit effectivement un de ces mortels ſi bien conſtitués, pourquoi n'en avoit-il pas fait la preuve pendant les quatre années qu'il a paſſées avec ſa femme, & ſur-tout pendant la première, où il n'étoit pas abſolument impoſſible qu'il conſervât encore quelque étincelle de virilité, plutôt que dans les trois dernières ? Dès qu'il ne l'a pas fait, il eſt dès-là preſque démontré qu'il en étoit incapable ; & s'il eſt néceſſaire d'ajouter quelque choſe aux fortes préſomptions que l'on a de cette incapacité, que ne devoit pas produire, ſur cet homme décrépit, une maladie telle que celle dont il eſt mort, qui, par ſa nature & ſa violence, n'auroit pu manquer de rendre impuiſſant le jeune homme le plus robuſte & le plus vigoureux ?

Cette maladie s'annonce bruſquement par une fièvre & une oppreſſion des plus violentes ; la reſpiration du malade eſt tellement gênée qu'il ne peut reſter que ſur ſon ſéant, ſymptôme connu de tous les Médecins pour être mortel dans les maladies aiguës de poitrine. Ses forces sont dêja si diminuées, que, pour satisfaire à ses besoins, il lui est impossible de se tenir sur les genoux. Dès le quatrième jour, il se plaint d'un sentiment de froid & de douleur à une jambe qu'il ne veut montrer à personne, mais qui commençoit dès-lors à se gangrèner, puisque 8 jours après la gangrène y étoit si bien établie, qu'on y fit des incisions, sans qu'il les sentît; & que l'on délibéra si l'on ne feroit pas l'amputation, que la foiblesse extrème du malade ne permit point d'entreprendre. Enfin la fièvre, l'oppression & la gangrène ne cessèrent de faire du progrès jusqu'au dernier moment.

Si l'on peut affirmer qu'un homme soit inévitablement frappé à mort à l'instant où il tombe malade, c'est certainement de celui-là qu'on peut le faire sans craindre de se tromper, puisque la gangrène s'annonce dès le commencement, &, qui plus est, une gangrène de cause interne dont l'effet est, avant même qu'il en paroisse des marques extérieures, de répandre la corruption dans toutes les liqueurs, de jetter le trouble dans toute l'économie animale & de déranger toutes les fonctions.

Il est donc démontré que Charles, pendant tout le cours de sa maladie, a du être absolument inepte à la fonction dont sa veuve voudroit lui ſuppoſer la capacité : &, ſi elle donnoit, à la conception de l'enfant dont elle eſt accouchée, une date antérieure à la maladie, ne fût-ce que d'un jour, d'un inſtant, il faudroit qu'aux 320 jours qui ſe ſont écoulés, depuis la mort de Charles ſon mari, juſqu'à celui de la naiſſance de l'enfant, elle ajoutât les 40 jours qu'a duré la maladie, ce qui feroit, pour la durée totale de la groſſeſſe, 360 jours, ou 12 mois de 30 jours chacun. Il a été démontré que les Médecins les plus ſenſés, & dont les déciſions ſont le plus ſuivies, accordent tout au plus un petit nombre de jours par-delà le dixième mois, & qu'ils traitent de monſtrüeuſe, de fabuleuſe, d'impoſſible une groſſeſſe de 11 mois, & même de 10 mois & demi. Que doit-on donc penſer de celle de Renée, lorſqu'on eſt invinciblement forcé de la ſuppoſer d'un an entier ? Que devons-nous penſer, Nous Souſſignés, qui regardons la durée de la groſſeſſe la plus longue, fixée par Hippocrate à 9 mois 10 jours, comme entièrement conforme aux loix de la nature ? D'après les obſervations des plus éclairés de nos Prédéceſſeurs, d'après les déciſions des Auteurs de Queſtions Medico-Legales, & d'après nos connoiſſances particulières, nous ne pouvons regarder la groſſeſſe de Renée, qui doit être néceſſairement ſuppoſée de 12 mois, que comme abſolument impoſſible.

Nous passons sous silence toutes les conséquences que l'on peut encore tirer de la conduite qu'a tenu Renée, depuis la mort de son mari, de ses réponses ambiguës & pleines de dissimulation, ainsi que les dispositions testamentaires qu'a fait Charles, & le partage de sa vaisselle d'argent, pendant sa maladie. C'est aux Jurisconsultes chargés de la défense des héritiers, d'exciper de ces circonstances, & de les faire valoir comme ils le jugeront convenable.

Délibéré à Paris le 20 Janvier 1764.

BOUVART, de l'Académie Royale des Sciences, ancien Professeur au Collège Royal, ancien Médecin de l'Hôpital de la Charité, ancien Professeur des Ecoles de Médecine.

BARON le jeune, de l'Académie Royale des Sciences, & Censeur Royal.

VERDELHAN, Conseiller, Premier Médecin de S. A. S. Monseigneur le Prince de Condé, ancien Professeur des Ecoles & & Professeur de Pharmacie.

POISSONNIER, Conseiller d'Etat, Médecin Consultant du Roi, Professeur & Censeur Royal.

BELLOT, Conseiller du Roi, Lecteur & Professeur Royal, ancien Professeur des Ecoles, ancien Professeur de Chirurgie, & Professeur de Pharmacie.

BORIE, ancien Professeur en Chirurgie.

MACMAHON,

MACMAHON, ancien Professeur des Ecoles, ancien Médecin des Armées du Roi, & Médecin de l'Ecole Royale-Militaire.

MACQUART, Médecin de l'Hôpital Royal de la Charité & Censeur Royal.

SOLIER, Professeur des Ecoles.

Permis d'imprimer ce 17 *Mai* 1764.
DE SARTINE.

www.ingramcontent.com/pod-product-compliance
Ingram Content Group UK Ltd.
Pitfield, Milton Keynes, MK11 3LW, UK
UKHW021954260726
13994UKWH00004B/1750